BEI GRIN MACHT SICH IHR WISSEN BEZAHLT

AF130049

- Wir veröffentlichen Ihre Hausarbeit, Bachelor- und Masterarbeit

- Ihr eigenes eBook und Buch - weltweit in allen wichtigen Shops

- Verdienen Sie an jedem Verkauf

Jetzt bei www.GRIN.com hochladen und kostenlos publizieren

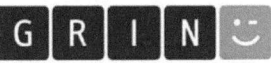

Bibliografische Information der Deutschen Nationalbibliothek:

Die Deutsche Bibliothek verzeichnet diese Publikation in der Deutschen National-
bibliografie; detaillierte bibliografische Daten sind im Internet über http://dnb.d-
nb.de/ abrufbar.

Dieses Werk sowie alle darin enthaltenen einzelnen Beiträge und Abbildungen
sind urheberrechtlich geschützt. Jede Verwertung, die nicht ausdrücklich vom
Urheberrechtsschutz zugelassen ist, bedarf der vorherigen Zustimmung des Verla-
ges. Das gilt insbesondere für Vervielfältigungen, Bearbeitungen, Übersetzungen,
Mikroverfilmungen, Auswertungen durch Datenbanken und für die Einspeicherung
und Verarbeitung in elektronische Systeme. Alle Rechte, auch die des auszugsweisen
Nachdrucks, der fotomechanischen Wiedergabe (einschließlich Mikrokopie) sowie
der Auswertung durch Datenbanken oder ähnliche Einrichtungen, vorbehalten.

Impressum:

Copyright © 2016 GRIN Verlag
Druck und Bindung: Books on Demand GmbH, Norderstedt Germany
ISBN: 9783668885141

Dieses Buch bei GRIN:

https://www.grin.com/document/455768

Aylin Alicioglu

Die wichtigsten Grundsätze bei einer Operations-Vorbereitung (Anästhesie-Vorbereitung) in einer hausärztlichen Praxis

GRIN Verlag

GRIN - Your knowledge has value

Der GRIN Verlag publiziert seit 1998 wissenschaftliche Arbeiten von Studenten, Hochschullehrern und anderen Akademikern als eBook und gedrucktes Buch. Die Verlagswebsite www.grin.com ist die ideale Plattform zur Veröffentlichung von Hausarbeiten, Abschlussarbeiten, wissenschaftlichen Aufsätzen, Dissertationen und Fachbüchern.

Besuchen Sie uns im Internet:

http://www.grin.com/

http://www.facebook.com/grincom

http://www.twitter.com/grin_com

Fachwirtin für ambulante medizinische Versorgung

H A U S A R B E I T

Die wichtigsten Grundsätze bei einer Operations-Vorbereitung (Anästhesie-Vorbereitung) in einer hausärztlichen Praxis

Inhaltsverzeichnis

Abkürzungsverzeichnis

z.B.	zum Beispiel
INR	International Normalizit Ratio
PTT	Partielle Thromboplastinzeit
MFA	medizinische Fachangestellte
EKG	Elektrokardiographie
LUFU	Lungenfuntkionsüberprüfung/test
KHK	Koronare Herzkrankheit
mg/dl	Milligramm/Deziliter
Abb.	Abbildung
Nr.	Nummer

Abbildungsverzeichnis

Anlagenverzeichnis

Hinweis der Redaktion: Anhang wurde aus urheberrechtlichen Gründen für die Veröffentlichung entfernt

Einleitung

Aufgrund meiner Anstellung als Erstkrafthelferin, hat mein Arbeitgeber mir die Aufgabe zugeteilt, die wichtigsten Grundsätze bei einer Operations-/Anästhesie-Vorbereitung in unserer hausärztlichen Praxis für alle Mitarbeiter/innen sowie unseren Auszubildenden deutlich darzulegen und ins Qualitätsmanagement mit aufzunehmen.

Eine Operation ist ein chirurgischer Eingriff am / im Körper eines Patienten für eine Therapie oder auch zur Diagnostikstellung die eher selten vorkommt. Jeder Eingriff birgt ein gewisses Risiko für den Patienten. Vor jeder geplanten Operation, ganz gleich ob es sich um einen kleinen oder einem größeren Eingriff handelt, sollte der Patient erstmal zu seinem Hausarzt, da er die Krankheitsgeschichte genau kennt und die Grunderkrankungen im Überblick hat.

In einem Arztbrief für ein Vorgespräch mit dem Chirurgen und dem Anästhesisten, fasst der Hausarzt die aktuellen Laborwerte, den Urinbefund, die Lungenfunktionsüberprüfung, ein EKG-Befund sowie den Blutdruck zusammen, die für so eine Operation nötig ist. Die Befunde der Grunderkrankungen, die aktuellen Medikamente und seine eigene Einschätzung des Operationsrisikos gehören natürlich auch dazu.

Er sorgt aber auch dafür, dass Menschen mit chronischen Erkrankungen wie zum Beispiel Marcumar-Patienten, Diabetiker oder KHK-Patienten vor einer Operation medikamentös richtig eingestellt werden, um das Risiko während und nach der Narkose so gering wie möglich zu halten.

Eine Anästhesie - Vorbereitung gehört zu einem Standardangebot in allen Hausarztpraxen und wird durch die gesetzlichen Krankenkassen übernommen.

Operationsvorbereitung in medizinischen Berufen

Was bedeutet Operation? Definition

Eine Operation ist ein chirurgischer Eingriff unter Verletzung der körperlichen Stellen zur Therapie, Heilung oder zur diagnostischen Zwecken, die mit Hilfe von Instrumenten durchgeführt wird. Sie werden nicht nur in der Chirurgie, sondern auch in anderen medizinischen Fachrichtungen durchgeführt.

Wann wird operiert?

Eine Operation ist erst dann medizinisch notwendig, wenn mit anderen Therapiemethoden eine Heilung ausgeschlossen ist, quasi als letzte Heilungsmöglichkeit. Dafür muss der Patient soweit Gesund sein und dass OK seines Hausarztes bekommen, dass die geplante Operation stattfinden kann. Dies ist natürlich nur mit durchgeführten Untersuchungen und Werten des Patienten möglich.

Wann wird nicht operiert?

Eine Operation ist ausgeschlossen, wenn der Patient gesundheitliche Beeinträchtigungen hat. Im Einzelfall muss der Arzt entscheiden, ob der Patient mit seinen Kontraindikationen operationsfähig ist oder nicht. Diese Beeinträchtigungen könnten zum Beispiel sein:

- Infekte (Normalerweise sollte ein Patient in so einem Fall, nicht in die Narkose versetzt werden, ausgeschlossen ist eine Notoperation)
- Zytostatika - Therapie (Patienten mit dieser Therapie werden ungern operiert, da hier die Infektionsgefahr hoch ist. Es können Wundheilungsstörungen auftreten)

Relative und absolute Kontraindikationen für eine Operation

Eine relative Kontraindikation sind Faktoren, der gegen eine bestimmte Handlung/Maßnahme spricht, doch prinzipiell kann die Operation trotzdem vorteilhaft sein. Der Nutzen des Eingriffs kann höher sein als die Bedrohung, die von den unerwünschten Folgen in ihrer Häufigkeit und Schwere ausgeht. Bei wichtigen Eingriffen würde ein gewisses Risiko dennoch in Kauf genommen werden. Als relative Kontraindikationen gelten unter anderem:

- Alter
- Blutgerinnungsstörung
- Herzinsuffizienz (Herzschwäche), angeborene Herzfehler

- Bluthochdruck
- Tumoren
- Aber auch Zustände wie z.b. eine Schwangerschaft

Als absolute Kontraindikationen werden Krankheiten / Syndrome bezeichnet, die absolut gegen den Einsatz eines bestimmten Medikamentes sprechen, z.B.: das Narkosemittel. Es muss auf den Eingriff verzichtet werden, da ihre negativen Auswirkungen für den Patienten schwerwiegend bedrohlich sein können

Was braucht der Patient alles für eine Operations-vorbereitung?

Vor einer Operation findet erstmal das Vorgespräch zwischen dem operierenden Arzt und dem Patienten statt. Hier erklärt der operierende Arzt schriftlich und mündlich genauestens detailliert wo, wie und in welchem Umfang die geplante Operation stattfinden wird. Es wird alles genauestens besprochen und alle Fragen beantwortet, so dass der Patient sich beruhigend in Sicherheit fühlt. Zum Schluss muss der Patient die schriftliche Erklärung unterschreiben, dies ist zur Kenntnisname der besprochenen Operation, dass er alles verstanden hat und mit dem Ablauf der Operation einverstanden ist. Für den Anästhesisten bekommt der Patient in der Regel einen Überweisungsschein für den Hausarzt mit der Bitte um eine Operationsvorbereitung und den gewünschten Untersuchungen/ Werten. Die Untersuchungen und Werte sollten vor geplanter Operation nicht älter als 14 Tage sein und der Patient sollte „nüchtern" kommen. Bei uns in der Praxis sind die üblichen gewünschten Untersuchungen Größe/Gewicht/Blutdruck/Puls, eine Blutabnahme, eine EKG Aufzeichnung, Urinuntersuchung, die aktuellen Medikamente aufgelistet und meistens aber eher selten eine Lungenfunktionsüberprüfung (LUFU). Der Patient muss, soweit es dem Arzt nicht bekannt, seine früheren Narkosen einschließlich Komplikationen mitteilen. Noch dazu muss der Arzt den körperlichen Gesamtstatus des Patienten wie z.B. Kopf/Hals, Thorax/Kreislauf, Abdomen, Psyche untersuchen aber auch Allergien, andere Erkrankungen (z.B. endokrinologische Störungen oder multiple Sklerose), die regelmäßige Medikamenteneinnahme einschließlich Schmerz-/Schlaf-/Beruhigungsmittel, Alkohol und Nikotinkonsum und bei Frauen eine bestehende oder nicht bestehende Schwangerschaft dokumentieren. Hierfür gibt es einen Vordruck, den der Arzt, nach Abschluss aller Untersuchungen ausfüllt. Der nennt sich:

„Protokollblatt zur Befunddokumentation im Rahmen der Anästhesievorbereitung"
(siehe Anlage Nr. 1)

und kann über den W. Kohlhammer Verlag Tel. 0711-7863 7281 kostenpflichtig
bestellt werden (100ST kosten 5,90€ Stand 19.02.2016).

Warum muss der Patient „nüchtern" erscheinen?

Warum muss man nüchtern kommen? Was bedeutet denn nüchtern sein? Darf man
nichts trinken oder essen? Das sind die Fragen, was die meisten Patienten stellen.
Nüchtern kommen muss der Patient zur Operationsvorbereitung zum Hausarzt und
auch zu seiner geplanten Operation in die Klinik/Praxis. „Nüchtern" sein bedeutet
ganz einfach, dass der Patient spät abends und in der Früh nichts essen und trinken
darf. Er muss mit „leerem" Magen erscheinen. Bei uns in der Praxis sind 1-2 Gläser
Wasser zur Operationsvorbereitung erlaubt. Aber warum sollte man denn mit leerem
Magen kommen? Ein fettreiches Frühstück aber auch ein spätes Abendessen
könnten den Cholesterinwert (Normwert < 200 mg/dl) verfälschen, genauso wie den
Blutzucker. Der Arzt muss wissen, wie hoch der Nüchtern Blutzucker ist, damit man
einen Diabetes ausschließen kann. Ein normaler nüchterner Wert des Blutzuckers
beträgt zwischen 70 und 100mg/dl. Sind die gewünschten Werte alle im
Normbereich, ist dann auch der Patient operationsfähig. Am Tag und während der
Operation, muss der Patient ebenfalls nüchtern sein. Damit soll verhindert werden,
dass der Patient während der Operation aspiriert. Aspirieren bedeutet, dass der
Mageninhalt in den Rachen gelangt, eingeatmet wird und dadurch der Patient eine
Lungenentzündung bekommen kann, denn durch die Anästhesie/Narkose werden
auch die Schutzreflexe wie Husten und Schlucken ausgeschaltet.

Anästhesie

Was bedeutet Anästhesie?

Die Anästhesie wird im Volksmund auch Narkose genannt. „Das Wort „Narkose" lässt
sich aufs Griechische zurückführen: „narkötikós" bedeutet so viel wie „betäuben" oder
„Schläfrigkeit". Eine Narkose ist ein medikamentös herbei geführter Schlafzustand
des Körpers, bei dem keine Schmerzen gespürt werden. Während dieses Zustandes
ist es möglich, chirurgische, diagnostische oder therapeutische Eingriffe
durchzuführen." Es gibt zwei Arten der Anästhesie. Man unterscheidet zwischen der
Allgemeinanästhesie und der Regionalanästhesie. Bei der

Allgemeinanästhesie/Vollnarkose wird der Patient so in den Schlaf gelegt, dass das Bewusstsein und die Schmerzempfindlichkeit komplett ausgeschaltet werden. Bei der Regionalanästhesie werden bestimmte Teile des Körpers betäubt, aber der Patient ist hier bei vollem Bewusstsein, nur spürt er keinen Schmerz.

Das Anästhesiegespräch

Nachdem die geplante Operation mit dem operierenden Arzt erfolgt ist, wird der Patient dem Narkosearzt vorgestellt, denn zu jeder Narkose gehört ein ausführliches Vorgespräch mit dem Narkosearzt. In diesem Gespräch plant der Arzt zusammen mit dem Patienten, welche Narkoseart für den Eingriff am besten geeignet ist. In dem Anästhesievorgespräch wird das geplante Narkoseverfahren und der Ablauf erläutert und schriftlich dokumentiert. Er macht sich ein ausführliches Bild vom Gesundheitszustand des Patienten und fragt nach bestehenden Vorerkrankungen und ob bei vorherigen Narkosen Komplikationen aufgetreten sind. Der Anästhesist füllt den Anamnesebogen mit dem Patienten. Nachdem mündlichem Gespräch müssen beide Seiten diesen schriftlich geführten Bogen zur Kenntnis nehmen und unterschreiben. Es müssen eventuell noch Voruntersuchungen vom Hausarzt zur Sicherheit durchgeführt werden, dafür bekommt der Patient einen Überweisungsschein mit den gewünschten Untersuchungen/ Unterlagen vom Hausarzt – also eine Operationsvorbereitung/Anästhesievorbereitung in einer hausärztlichen Praxis.

Welche Untersuchungen und Unterlagen benötigt man vom Hausarzt für den Anästhesisten?

Nach den ganzen Vorgesprächen und Planungen mit dem operierendem und dem Narkosearzt, muss der Patient zur Operationsvorbereitung zum Hausarzt. Aber welche Untersuchungen und/oder Unterlagen braucht denn der Anästhesist? Üblicherweise läuft eine Operationsvorbereitung beim Hausarzt immer gleich ab- Abweichungen sind zwar immer möglich aber eher selten. Für eine Operationsvorbereitung sind die üblichen gewünschten Untersuchungen Größe/Gewicht/Blutdruck/Puls, eine Blutabnahme, eine EKG Aufzeichnung, Urinuntersuchung, die aktuellen Medikamente aufgelistet und selten eine Lungenfunktionsüberprüfung. Der Arzt dokumentiert den körperlichen Gesamtstatus des Patienten wie z.B. Kopf/Hals, Thorax/Kreislauf, Abdomen, Psyche untersuchen aber auch Allergien, andere Erkrankungen (z.B. endokrinologische Störungen oder multiple Sklerose), die regelmäßige Medikamenteneinnahme einschließlich Schmerz-/Schlaf-/Beruhigungsmittel, Alkohol und Nikotinkonsum und bei Frauen eine bestehende oder nicht bestehende Schwangerschaft. Der Patient bekommt dann alle gebrauchten Untersuchungsergebnisse und

Unterlagen z.B. ältere Operationsberichte oder Arztbriefe von Fachärzten von seinem Hausarzt mit, den er dann dem Anästhesisten bringen muss.

Hausärztliches Feedback

Größe / Gewicht

Der Anästhesist braucht auch die Größe und das Gewicht des Patienten, um das Narkosemittel einstellen zu können. Kinder und Babys brauchen zum Beispiel viel weniger an Narkosemittel wie Erwachsene. Auch unterscheidet sich die Menge bei einem Großem, Kleinen, Dünnen, etwas molligeren und übergewichtigen Patienten. Die Größe ermittelt man bei erwachsenem Patienten sowohl auch bei Kindern und Babys mit einem Maßstab in Zentimeter und das Gewicht an einer Waage in Kilogramm (genaue Ablaufbeschreibung, siehe Anlage Nr. 2)

Blutdruck / Puls

Die Blutdruckmessung gehört zu der alltäglichen aber auch zu der wichtigsten Diagnostikmaßnahme in einer hausärztlichen Praxis. Jeder Patient kriegt eine Blutdruckmessung von der medizinischen Fachangestellten, bevor er den Arzt besucht. Der Blutdruck ist der in den Gefäßen und Herzkammern gemessene arterielle Druck. Die Messung des Blutdrucks gibt Auskunft über den Druck im arteriellen Kreislauf. Dabei müssen zwei Werte ermittelt werden: Der systolische/obere Wert entsteht, wenn das Herz sich zusammenzieht und das Blut in die Blutgefäße gedrückt wird. Der diastolische/untere Wert liegt vor, wenn der Herzmuskel gedehnt ist und sich wieder mit Blut füllt. (genaue Ablaufbeschreibung, siehe Anlage Nr. 3)

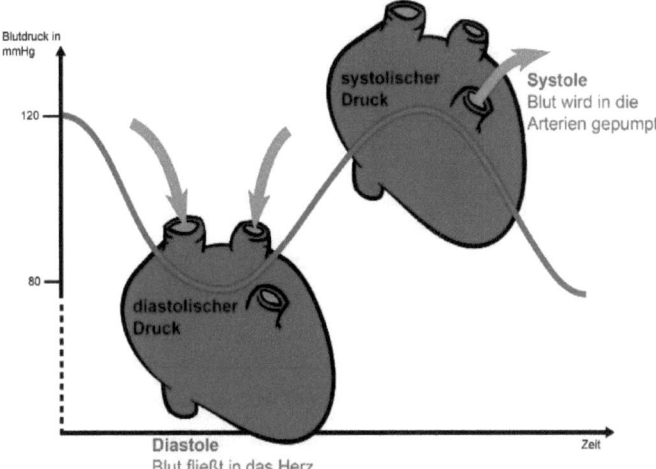

Abb. Nr. 1 Darstellung des Blutdruckes im Herzens

Kategorie	Systolischer Blutdruck (mmHg)	diastolischer Blutdruck (mmHg)
Optimal	120	80
Normal	130	85
Hochnormal	130 - 139	85 - 89
Bluthochdruck		
Stadium 1	140 - 159	90 - 99
Stadium 2	160 - 179	100 - 109
Stadium 3	> 180	>110

Abb. Nr. 2 Darstellung Werte des Blutdruckes

Die Pulsmessung ist eine rhythmische Ausdehnung und Zusammenziehen der Gefäßwände, dass durch die Herzaktion bedingt ist. Den Puls kann man manuell oder elektronisch messen zum Beispiel am EKG. Man beurteilt nach Pulsfrequenz (Pulsschläge/pro Minute), Pulsrhythmus (zeitliche Abfolge der Pulsschläge) und der Pulsqualität (weicher oder harter Pulsschlag). Wir messen den Puls immer am Handgelenk (Arteria radialis) (siehe Abb. Nr. 3) Für die Pulspalpation eignet sich der Zeige- und Mittelfinger. Man sollte nie mit dem Daumen messen, da der eigene Puls das Ergebnis fälschen kann. (Genaue Ablaufbeschreibung, siehe Anlage Nr. 4)

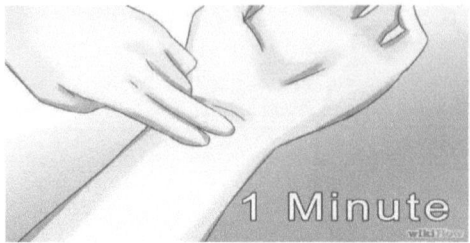

Abb. Nr. 3 Darstellung der Pulsmessung am Handgelenk

EKG (Elektrokardiographie)

Ein EKG ist eine Routineuntersuchung, die bei Beschwerden aber auch bei Operationsvorbereitungen gemacht werden. Eine Elektrokardiographie zeichnet mittels am Körper angebrachten Elektroden die elektrische Herzaktion auf. Dies wird dann als Kurven wiedergegeben. Ein normaler Herzschlag hat eine typische Wellenform im EKG. Die P-Welle zeigt die Kontraktion der Vorhöfe; der QRS-Komplex zeigt die Kontraktion der Herzkammern und die T-Welle zeigt die Entspannungsphase der Herzkammern (siehe Abb. Nr. 5)

Es wird zur Vorsorge und Diagnose verschiedener Herz -Kreislauf-Erkrankungen durchgeführt z.B.: Herzrhythmusstörung oder Herzmuskelschwäche. Es stellt also eine wichtige Untersuchungsmethode dar. Der Arzt erhält ein EKG ohne großen Aufwand und der Patient spürt keine Schmerzen dabei.

Die Aufzeichnung eines Ruhe-EKG´s dauert nur wenige Minuten. (genaue Ablaufbeschreibung, siehe Anlage Nr. 5)

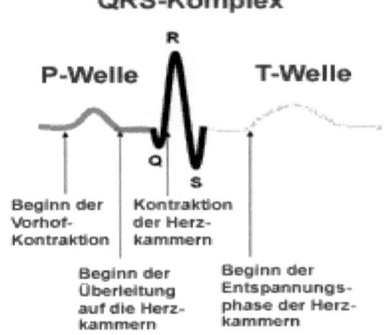

Abb. Nr. 4 Darstellung QRS-Zacke

Blutabnahme

Wie wird eine Blutentnahme durchgeführt? Üblicherweise wird aus der Vene das Blut abgenommen (Ellenbogen des Patienten). Dabei muss der Patient entweder sitzen oder liegen. Um die Vene besser sichtbar zu machen, wird der Oberarm mithilfe eines Stauschlauches kurz gestaut. Es kann für den Patienten unangenehm sein, aber für uns MFA´s und den Ärzten wird dadurch die Blutabnahme erleichtert. Die Stelle wird mit einem Desinfektionsmittel gesäubert und dann wird mit der Nadel durch die Haut in die Vene gestochen. Wir benutzen das Butterfly Vacutainer System. Hier sieht man ob man richtig gestochen hat, bevor man das Probengläschen andockt. Ich finde es wichtig, mit dem Vacutainer System zu arbeiten, da die benutzte Nadel schnell gesichert ist und somit am wenigsten eine Nadelstichverletzung des Personals kommen kann. (siehe Abb. Nr. 5)

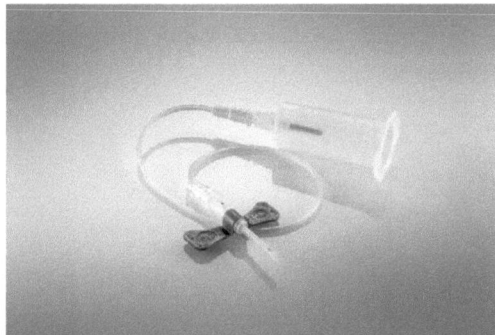

Abb. Nr. 5 Darstellung Butterfly mit Vacutainer-System

Die Stauung des Oberarmes sollte von kurzer Dauer sein, also nach dem einstehen der Nadel bzw. vor dem andocken des Probengläschen, sollte sie gelöst werden. Ist die Blutabnahme vollbracht, entfernt man die Nadel. Mit einem Mulltupfer drückt man etwa 60 Sekunden lang die Einstichstelle am Ellenbogen, damit die Blutung zum Stehen kommt. Während dieser Handlung sollte aber der Ellenbogen des Patienten nicht angewinkelt werden, um blaue Flecke zu vermeiden.

Aus dem entnommenen Blut können viele verschiedene Laborparameter ermittelt werden. Für eine Operationsvorbereitung ist es aber auch wichtig, dass nicht nur die Routinewerte abgenommen werden, sondern auch das Gerinnungsparameter QUICK / PTT/ INR. Dieser Wert gilt als Routinemaßnahme vor Operationen oder diagnostischen Eingriffen, um einen Eindruck von der Gerinnungsfähigkeit des Blutes zu erhalten. Ob der Patient Blutverdünner nimmt oder nicht nimmt spielt hier keine Rolle, es wird von allen Patienten mit geplanten Operationen der Quick-Wert bestimmt. (genaue Ablaufbeschreibung, siehe Anlage Nr. 6)

Urinkontrolle

Die Urinuntersuchung gehört neben der Untersuchung für die Operation auch zur Routineuntersuchung des Hausarztes. Der Mensch scheidet alle nicht verwertbare und giftige Stoffe aus dem Urin aus. So können aus dem Urin wichtige Hinweise zu einer Erkrankung der Nieren, den ableitenden Harnwegen sowie anderen Organen gegeben werden. Man beurteilt als erster makroskopisch: Farbe / Geruch des Urins. Danach kommt die chemische Beurteilung: Also Teststreifen kurz eintauchen, rausnehmen, 60 Sekunden warten und Werte ablesen, bei Leukozyten beträgt die Wartezeit bis zu 120 Sekunden (Urinteststreifen: Combur9 50ST kosten 12 Euro Stand 24.02.2016) (siehe Abb. Nr. 6). Danach werden die Werte dokumentiert. (Genaue Ablaufbeschreibung, siehe Anlage Nr. 7)

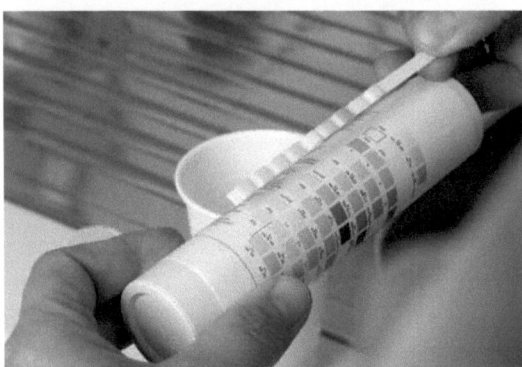

Abb. Nr. 6 Darstellung Urinstix Combur 9

Medikamentenliste

Eine Medikamentenliste gibt es, wenn Patienten viele Medikamente auf den Tag verteilt nehmen muss. Die Medikamentenliste ist aber auch wichtig für den Anästhesisten, damit er weiß, welche Medikamente der Patient nimmt, welche eine Nebenwirkung es zum Narkosemittel haben kann und welche der Patient eventuell für die Operation absetzen muss.

Sie ist eingeteilt von Morgens-Mittags-Abends-nachts. Bei manchen Medikamentenlisten kann man auch den Tag angeben. Man listet alle Medikamente einzeln auf und trägt ein wie oft und in welcher Menge der Patient diesen nehmen muss. (siehe Abb. Nr. 7)

GESUNDHEIT.GV.AT
Öffentliches Gesundheitsportal Österreichs

Medikamenten-Einnahmeplan

Name: ______________________

Datum: ______________

Name des Medikaments, Dosis	Tag (Mo-So)	Zusatz-information	MORGEN	MITTAG	ABEND	NACHT

Zusatzinformation: V = vor der Mahlzeit, Z = zur Mahlzeit, N = nach der Mahlzeit

Abb. Nr. 7 Darstellung Medikamentenliste

Juristische Aspekte- Aufklärungspflicht

Was bedeutet Aufklärungspflicht?

Eine Untersuchung und/oder Eingriff darf nicht ohne die Einwilligung des Patienten erfolgen. Aufklären muss der Arzt über jede diagnostische und therapeutische Maßnahme, jede Untersuchung, jede Medikation und über jeden kleinen und großen Eingriff, sonst macht er sich strafbar. Voraussetzung dafür, dass der Patient einwilligen kann, muss er genügend Informationen, Bedeutungen, Risiken und Alternativen der Behandlung wissen und abschätzen können. Es gibt ein so genanntes Selbstbestimmungsrecht, worauf der Patient selber entscheiden darf ob die Behandlung gewollt ist oder nicht. Er kann diesen auch ablehnen. Eine Aufklärungspflicht ist der Hauptpflicht des Behandlungsvertrages zwischen Arzt und Patient. Der Bundesgerichtshof hat dazu ausgeführt (BGH, Urteil vom 22.01.1980, VI ZR 263/78):

"Der Anspruch des Patienten auf eine angemessene Aufklärung über die Gefahren des Eingriffs, in den er einwilligen soll, ist Ausfluss des Selbstbestimmungsrechts über seine Person. Er soll ihn davor schützen, dass sich der Arzt ein ihm nicht zustehendes Bevormundungsrecht anmaßt, und auch sein Recht gewährleisten, bezüglich seines Körpers und seiner Gesundheit wissentlich sogar Entscheidungen zu treffen, die nach allgemeiner oder wenigstens herrschender ärztlicher Meinung verfehlt sind."

Der Patient muss so aufgeklärt werden, dass er in der Lage ist Fragen zu stellen und diesen auch beantwortet bekommt. Er muss rechtzeitig aufgeklärt werden, damit er eine Überlegungszeit hat und nicht denkt, dass er jetzt unbedingt einwilligen muss, obwohl er dies nicht möchte. „Die Aufklärung über eine Operation darf deshalb nicht erst auf dem Behandlungstisch, sondern muss grundsätzlich am Vortag erfolgen, sofern der Zustand des Patienten nicht eine sofortige Operation erforderlich macht, die nur eine Aufklärung kurz vorher zulässt."

Bei Minderjährigen erfolgt die Aufklärung bei dem Erziehungsberechtigten, sprich den Eltern, dies bedeutet aber nicht, dass der Minderjährige soweit er die Bedeutung und den Eingriff verstehen kann nicht selber einwilligen kann. Also sollte die Aufklärung auch gegenüber dem Minderjährigen erfolgen.

Kommt der Arzt seiner Pflicht nicht nach, macht er sich wie oben schon geschrieben strafbar (Körperverletzung). Stirbt der Patient aufgrund der nicht bewilligten Behandlung, macht der Arzt sich sogar der fahrlässigen Tötung strafbar. Man könnte den Arzt auf Schadensersatz und Schmerzensgeld verklagen. Hierfür muss der Patient und der Arzt beweisen, dass ein Ausklärungsgespräch nicht stattgefunden hat oder eben doch stattgefunden hat. Der Arzt kann es mit einem vom Patienten unterschriebenen Schriftstück beweisen (Aufklärungsbogen, diese müssen/werden nach Abschluss der Aufklärung vom Patienten und dem Arzt unterschrieben werden). (siehe Abb. Nr. 8)

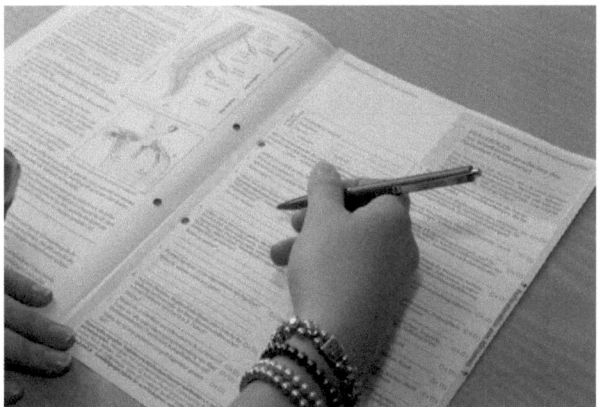

Abb. Nr. 8 Bild eines Aufklärungsbogens

Fazit

Jede medizinische Fachangestellte, sollte wissen, was eine Operation ist und welche Untersuchungen und Unterlagen für so eine Operationsvorbereitung nötig sind oder sein können. Dieses Schreiben sollte nochmal als Aufklärung und auch als Wegweiser dienen.

Diese Arbeit kann am meisten den Auszubildenden von Nutzen sein, da sie am wenigsten Fachwissen besitzen und diese erst lernen müssen. Sie können jederzeit diese von mir geschriebene Arbeit durchlesen und sich im Ordner für Qualitätsmanagement über die Ablaufbeschreibungen für die jeweilige Untersuchung informieren. Dadurch können sie sich das Wissen selber aneignen.

Quellenverzeichnis

- Titelbild: anaesthesie.klinik-am-ring.de/index.php/praxis-infos/vorbereitung
- www.praxis-dr-harke.de/behandlungsspektrum#OP_Vorbereitung
- flexikon.doccheck.com/de/Operation
- www.chirurgie-portal.de/ratgeber-operation/vor-operation/wann-wird-nicht-operiert.html
- Flexikon.doccheck.com/de/Kontraindikation
- Gelernt in der Praxis vom Dr. Fakioglu während der Ausbildung
- www.aerztekammer-bw.de/20buerger/30patientenratgeber/n_s/nuechtern.html
- www.sichere-narkose.de/faq/allgemeinanaesthesie.html
- http://www.sichere-narkose.de/informationen-zur-anaesthesie.html
- http://flexikon.doccheck.com/de/Narkose
- www.altstadtklinik.de/index.php?id=140
- www.altstadtklinik.de/index.php?id=140

- Gelernt in der Praxis vom Dr. Fakioglu während der Ausbildung
- www.Blutdruck-optimal.de/app-schulung/medizin/was-ist-blutdruck

- Abbildung Nr. 1 www.Blutdruck-optimal.de/app-schulung/medizin/was-ist-blutdruck

- Abbildung Nr. 2 www.Blutdruck-optimal.de/app-schulung/medizin/was-ist-blutdruck
- http://de.wikihow.com/Den-Puls-messen-und-richtig-aufzeichnen
- Abbildung Nr. 3 http://de.wikihow.com/Den-Puls-messen-und-richtig-aufzeichnen#/Bild:Measure-and-Record-a-Pulse-During-First-Aid-Step-5.jpg
- http://www.netdoktor.de/diagnostik/ekg/
- Abbildung Nr. 4 http://www.kardionet.de/elektrokardiographie-ekg
- Abbildung Nr. 5 http://www.preanalytix.com/sites/default/files/BD%20Vacutainer%20Push%20Button%20Blood%20Collection%20Set.jpg
- http://www.netdoktor.de/Diagnostik+Behandlungen/Laborwerte/Blutprobe-2151.html
- http://www.onmeda.de/behandlung/urinuntersuchung.html

- Abbildung Nr. 6 http://www.medizinschau.de/wp-content/uploads/2012/07/Fotolia_25148652_XS.jpg
- Abbildung Nr. 7 https://www.gesundheit.gv.at/Portal.Node/ghp/public/files/Screenshot_einnah meplan.JPG
- http://www.info-krankenhausrecht.de/Rechtsanwalt_Arztrecht_Medizinrecht_Aufklaerungspflic ht_Aufklaerungspflicht_01.html
- Abbildung Nr. 8 http://www.ekweende.de/fachbereiche/zentrale-notaufnahme-zna/patientenmanagement/

Anlage Nr. 1   Kopie aus der Arbeit

Anlage Nr. 2   QM Ordner aus der Arbeit

Anlage Nr. 3   QM Ordner aus der Arbeit

Anlage Nr. 4   QM Ordner aus der Arbeit

Anlage Nr. 5   QM Ordner aus der Arbeit

Anlage Nr. 6   QM Ordner aus der Arbeit

Anlage Nr. 7   http://www.rockdocs.de/_Media/image-30_med_hr.png

Anlage Nr. 8

http://www.sonderdrucksachen.de/images/product_images/popup_images/27_0.jpg

BEI GRIN MACHT SICH IHR WISSEN BEZAHLT

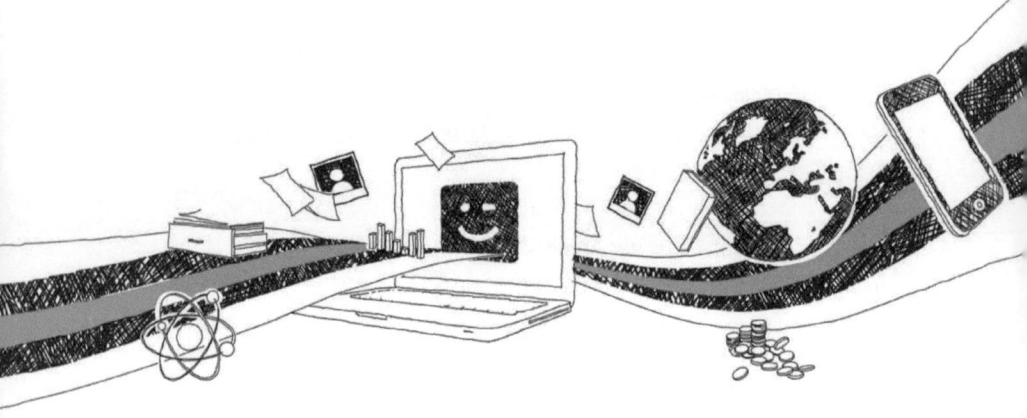

- Wir veröffentlichen Ihre Hausarbeit, Bachelor- und Masterarbeit

- Ihr eigenes eBook und Buch - weltweit in allen wichtigen Shops

- Verdienen Sie an jedem Verkauf

Jetzt bei www.GRIN.com hochladen und kostenlos publizieren

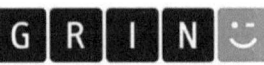